1

Vincent Rambert

JE NE SAIS PAS
ME DETENDRE,

MAIS
JE SAIS ME CONTRACTER...

C'EST DEJA UN BON DEBUT !

Collection Cap' A' Soi

www.cap-a-soi.com

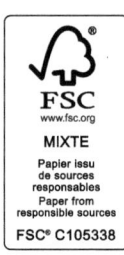

FSC
www.fsc.org

MIXTE

Papier issu
de sources
responsables
Paper from
responsible sources

FSC® C105338

Édition : Books on Demand,
12/14 rond point des Champs-Elysées, 75008 Paris
Impression : BoD – Books on Demand, Norderstedt , Allemagne

ISBN : 9782322143764

Première édition : 2019

Dépôt légal : novembre 2019

Vincent Rambert

JE NE SAIS PAS
ME DETENDRE,

MAIS
JE SAIS ME CONTRACTER...

C'EST DEJA UN BON DEBUT !

Collection Cap'A'Soi

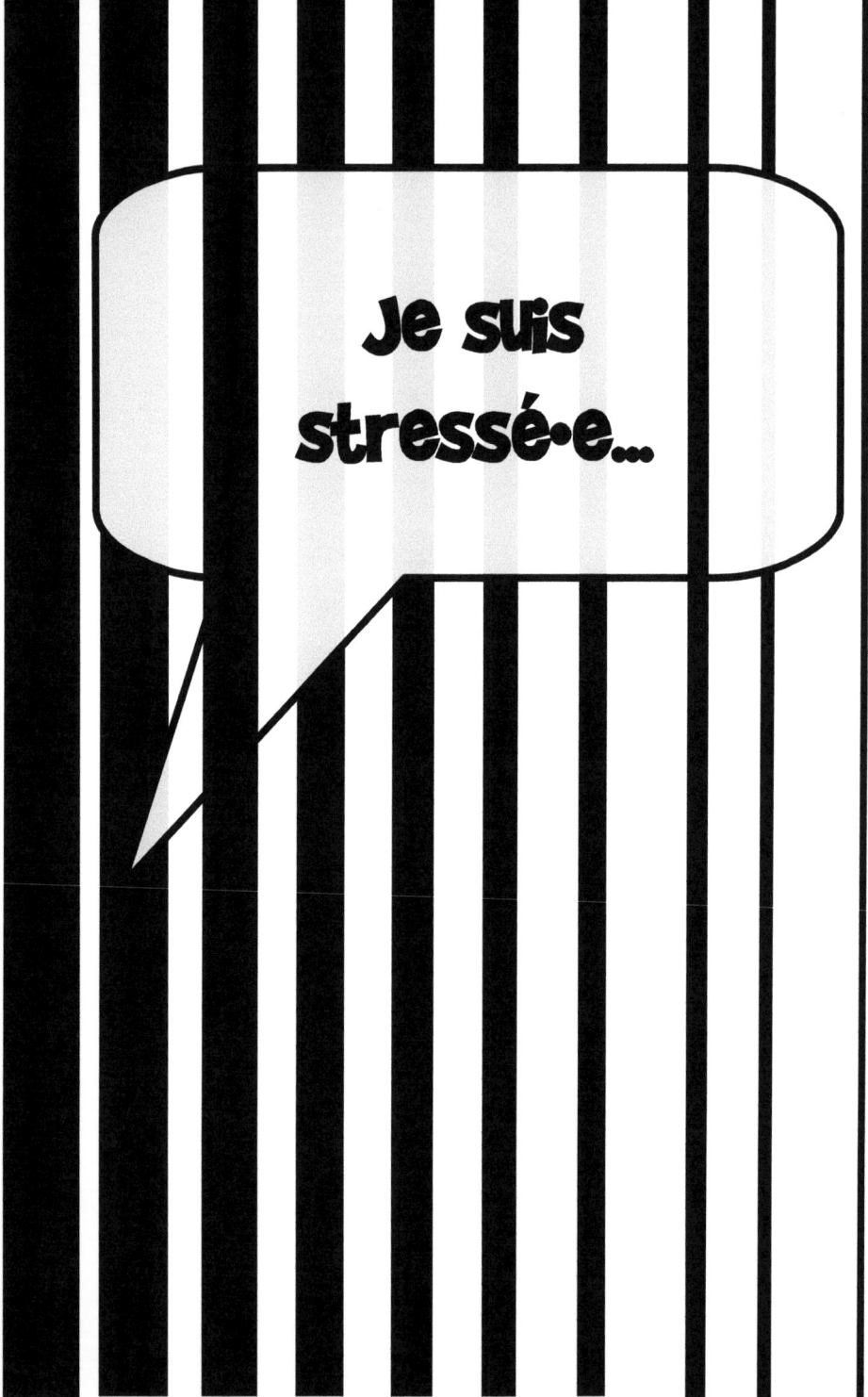

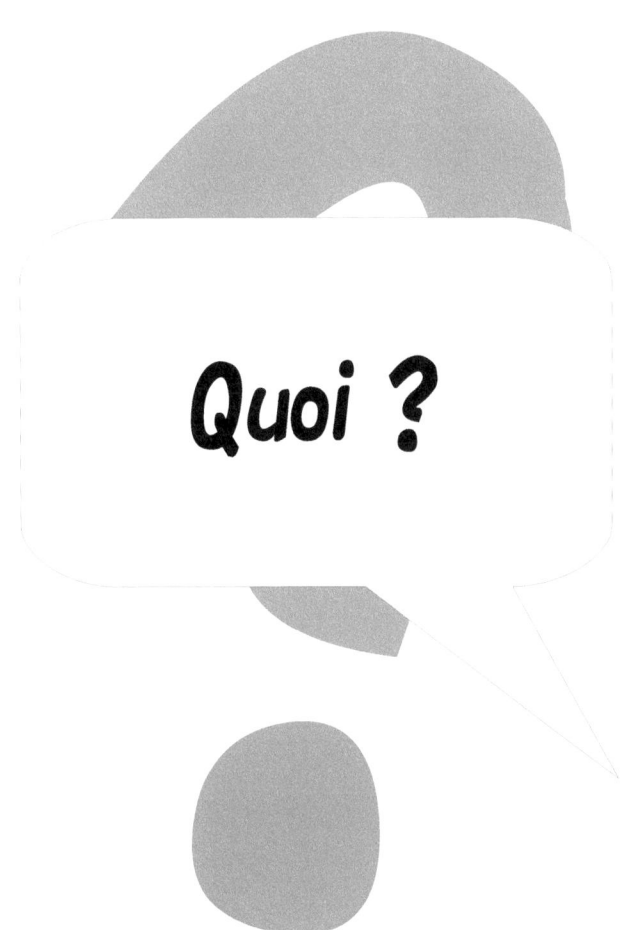

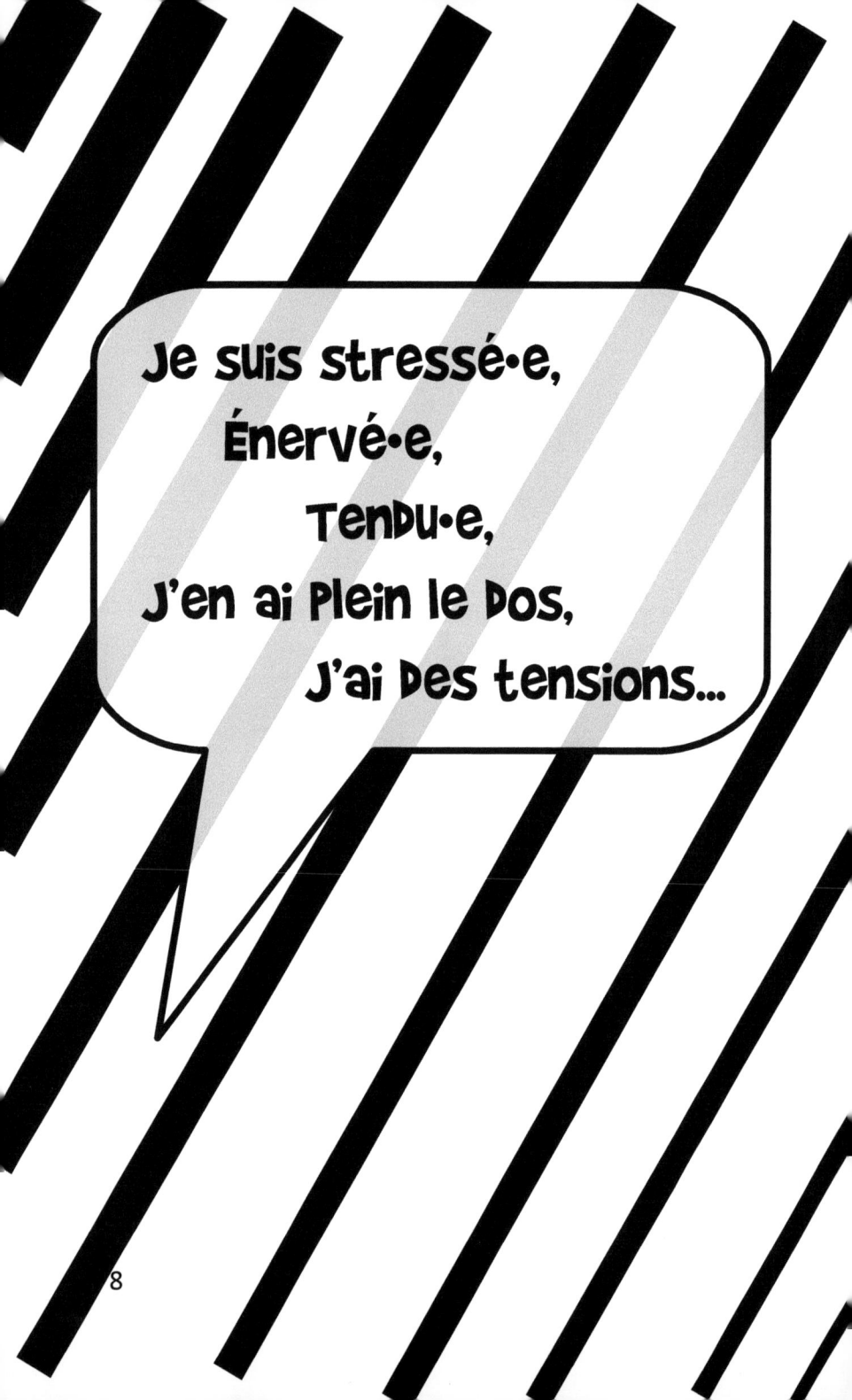

Je suis stressé•e,
Énervé•e,
Tendu•e,
J'en ai plein le dos,
J'ai des tensions...

Ah...

Et,

Tu sais te

Contracter ?

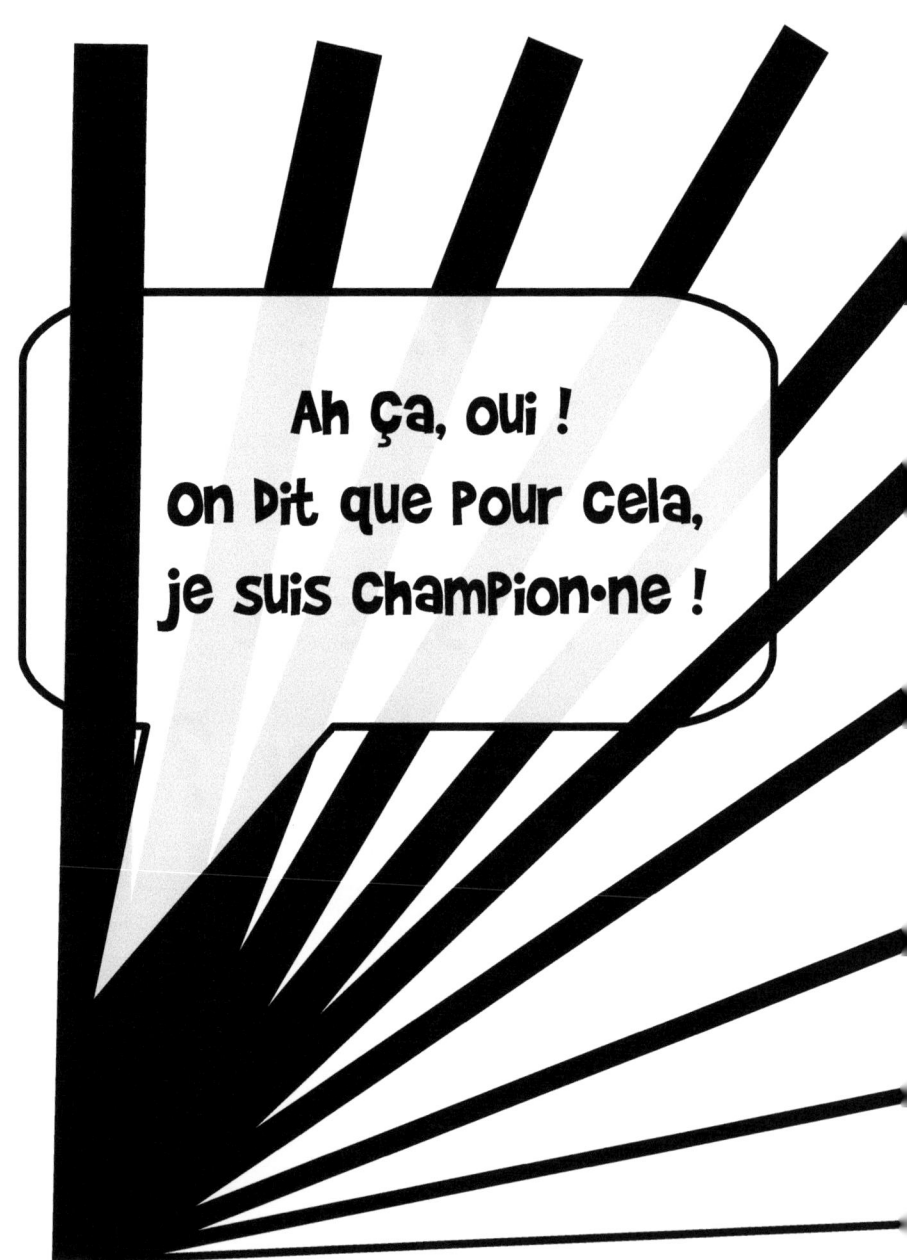

C'est déjà un
bon début !
Voila, ce que
je te propose...

SE DETENDRE, EN SE CONTRACTANT

Pour Commencer :

Je t'invite à 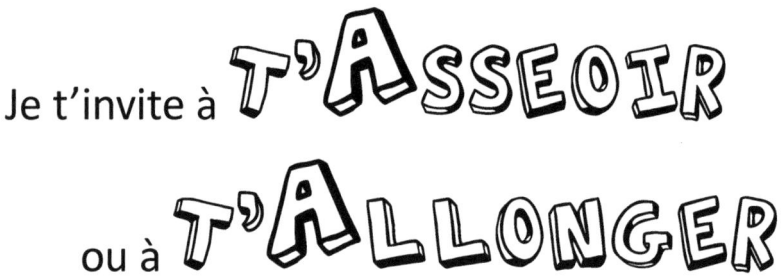 T'ASSEOIR
ou à T'ALLONGER

Comme tu préfères.

Tu peux aussi le faire debout,
mais c'est plus compliqué pour débuter !

Prends le temps de bien

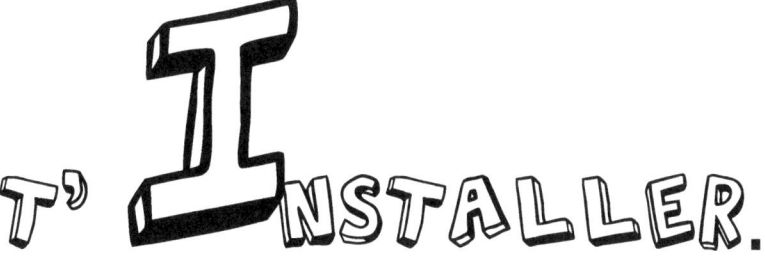

Prends, vraiment, le temps...

Alors, en premier,

Tu SOUFFLES,

Tu INSPIRES,

Tu RETIENS ta respiration

En même temps,

tu vas

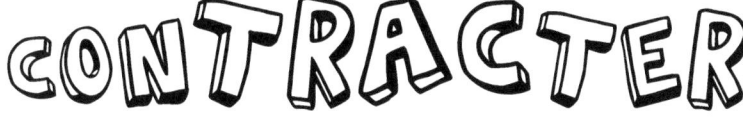

un 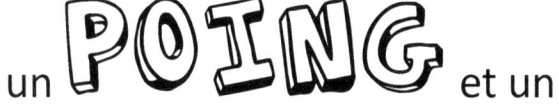 et un

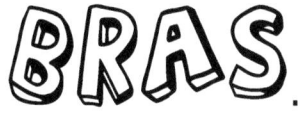.

Ceux que tu souhaites.

Vas-y contracte-les bien.

Quand tu le souhaites,

à ton rythme,

tu 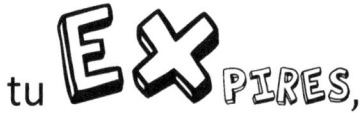 EXPIRES,

tu 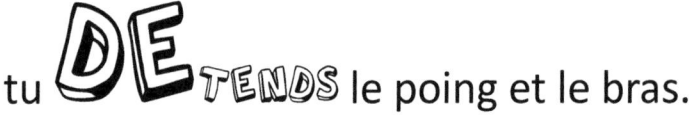 DETENDS le poing et le bras.

Comme cela, C'EST TRES BIEN.

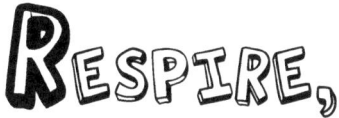

RESPIRE,

RESSENS,

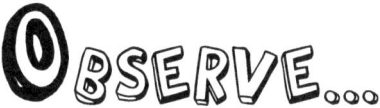

OBSERVE...

Prends le temps pour cela,
c'est important.

Observe tes sensations,
comme si c'était la première fois que tu les vivais.

Tu le refais encore **2** ou **3** fois,

Avec le MÊME poing et le même bras.

TRÈS BIEN,

Tu es vraiment très fort·e
en CONTRACTION,

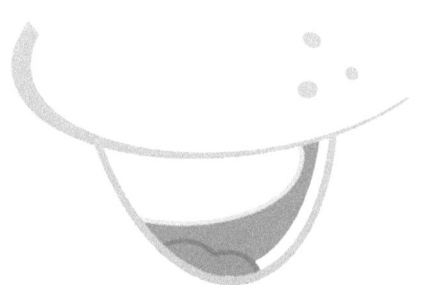

Maintenant, tu observes la

DIFFERENCE

de sensation entre le POING et le BRAS qu
tu viens de contracter,

et ceux que tu vas contracter maintenant.

Juste tu observes, toute la VIE qui es
en toi, là, ICI ET MAINTENANT.

OBSERVE...

Comme tu es très doué·e pour te contracter, voici ce que je te propose :

tu vas contracter l'autre POING et l'autre BRAS tout en essayant de relâcher autant que possible, le reste du corps.

EN

C
O
N
T
R
RELACHANT
C
T
E
R

Le simple fait D'ESSAYER de contracter une partie de son corps et de relâcher le reste est SUFFISANT !

Respire,

Ressens,

Observe.

Observe comme si c'était la première fois.

Tu le refais encore deux ou trois fois,

MEME deuxième POING et même deuxième BRAS.

Et à chaque fois, tu prends un TEMPS entre chaque contraction, pour respirer et ressentir toutes les sensations de ton corps.

C'est très bien, tu es

VRAIMENT DOUE.E !!!

Avant de faire les mêmes actions avec tes jambes, tu vas le faire une fois avec les deux poings, les deux bras en même temps :

Inspiration,

CONTRACTION des deux poings et des deux bras,

Toujours tout en RELACHANT autant que possible, tout le reste de ton corps.

Puis,

tu RELACHES...

tu EXPIRES...

tu RESSENS...

toute la vie qui est en toi.

Maintenant, je t'invite à INSPIRER,

BLOQUER ta respiration

et LEVER légèrement une de tes JAMBES,

et CONTRACTER cette jambe.

Mais tu essaies toujours d
RELACHER autant que possible le rest
du corps.

Expiration,

Detente des muscles,

Accueil de toutes les sensations.

Tu peux le faire 2 ou 3 fois

pour cette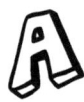

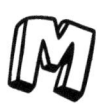

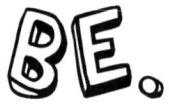

Puis, tu prends un temps pour observer les
DIFFERENCES de SENSATIONS

entre :

la jambe que tu viens de contracter
et celle que tu vas contracter maintenant.

Tu observes, juste OBSERVER.

Puis tu fais DE MEME
avec la DEUXIEME JAMBE.

A nouveau,

OBSERVER,

RESSENTIR

simplement les sensations dans le

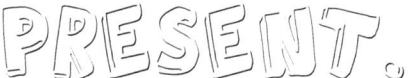

Maintenant,

toujours en relâchant le reste du corps,
et avant de contracter les muscles fessiers et les abdominaux, tu peux

CONTRACTER tes 2 JAMBES
en même temps *!!*

Puis,

RELACHEMENT,

RESPIRATION,

ECOUTE

des sensations de tout le corps.

Tu peux continuer en contractan

relâchant et ressentant deux ou trois fois te

MUSCLES FESSIERS et te

ABDOMINAUX.

Puis, comme tu en as maintenant l'habitude

RESPIRATION...

OBSERVATION !

Et maintenant,

Une 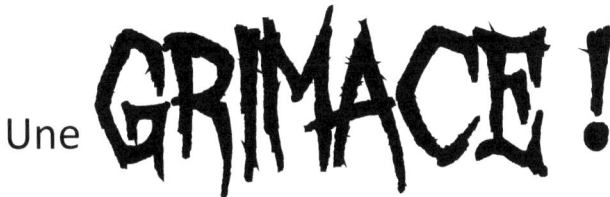 !

Une belle GRIMACE qui contracte TOUS les muscles de ton visage et de ton cou.

Comme tu l'as très bien fait jusqu'à présent, tu fais deux ou trois contractions du visage, entrecoupées de RELACHEMENT et d'observation des SENSATIONS.

Pour finir :

TOUT LE CORPS !

Tu INSPIRES, tu CONTRACTES
tout ton corps des pieds à la tête,
en passant par les abdominaux,
les muscles fessiers,
le visage,
les mains, les bras...

TOUT TON CORPS !

Puis…

EXPIRATION,

DETENTE,

ECOUTE
de toutes les sensations présentes.

Là aussi, tu peux le refaire 2 ou 3 fois.

Et enfin, **PROFITE** de tous les bénéfices de cette relaxation !

NOTE :

Tu viens d'effectuer une relaxation inspirée par celle créé
par le docteur Jacobson.

Tu peux l'effectuer aussi souvent que tu le souhaites.

Plus tu t'entraîneras et plus elle sera rapidement efficac
pour toi !

Tu peux aussi la faire partiellement et en toute discrétion

Par exemple, si tu es debout, tu peux mettre ton poin
dans la poche et inspirer puis contracter ton poing et to
bras, enfin souffler.

Tu peux aussi l'effectuer assis·e et inspirer, retenir t
respiration   tout en contractant une jambe derrière to
bureau.

Tu as compris le principe :
inspiration, rétention, contraction, expiration, détent
puis écoute des ressentis.

Amuse-toi et entraîne-toi à l'effectuer aussi souvent qu
tu le souhaites et en tout lieu.

POSTFACE

par Brigitte Mailloux

EDMUND JACOBSON
(1885-1976)

Médecin américain spécialisé dans la physiologie du systèm
neuro-musculaire.
Il met au point sa méthode dans les années 30.

Avec ses patients, il a constaté le lien étroit entre tensio
psychologiques et contractions musculaires. Il a pensé que, par
contraction et le relâchement conscient et ciblé de muscles c
groupes de muscles, les tensions musculaires pourraient êt
éliminées et donc l'état psychologique de la personne s'améliorer.
propose d'observer que « c'est moi qui crée cette tension », e
ensuite, comment je peux ne pas la créer.

Le titre de son ouvrage « You must relax », ne signifie pas de
forcer à se relaxer (l'effort crée la tension), mais, qu'il faut pratiqu
la relaxation progressive afin de s'économiser : « contrôlez v
dépenses » !

Il recommande de s'économiser en apprenant à pratiquer
« relaxation progressive » : exercer la tension puis l'inverse,
relaxation, de chaque groupe de muscles indépendamment, pu

des groupes de muscles les uns après les autres, en répétant quotidiennement.

Il s'agit d'observer que « c'est moi qui crée cette tension », et ensuite comment je peux ne pas la créer, et ainsi ralentir « l'activité mentale ».

Médecin, Jacobson expose longuement les nombreux bienfaits de la relaxation. Scientifique, il fait part des expériences menées, avec les moyens de l'époque, pour prouver son efficacité.

S'il commence l'entraînement allongé, il propose par la suite de passer assis et offre ainsi des pistes d'exercices pour affiner la prise de conscience du corps en activité : quelles sont les tensions nécessaires en lisant ce texte ? Je peux relaxer progressivement les autres, celles des bras, des jambes, des yeux,… sentir qu' « économiser l'énergie favorise l'action ».

CAP' A' SOI

Pratiques et directement applicables, les livres, formations, stages de Cap'A'Soi enrichissent les capacités professionnelles personnelles de chacun.

Cap'A'Soi est né de la rencontre de Brigitte Mailloux et Vince Rambert, tous deux sophrologues à La Rochelle et ses environs.

En plus de leur expérience de sophrologues, ils ont souhai mettre en commun leurs autres connaissances comme mindmapping, la PNL, la relaxation, la cohérence cardiaque...

Tous les deux pédagogues, ils transmettent avec plaisir professionnalisme.

Vous pouvez retrouver les autres livres, les formations et l stages de Cap' A' Soi sur :

WWW.CAP-A-SOI.COM